U0335111

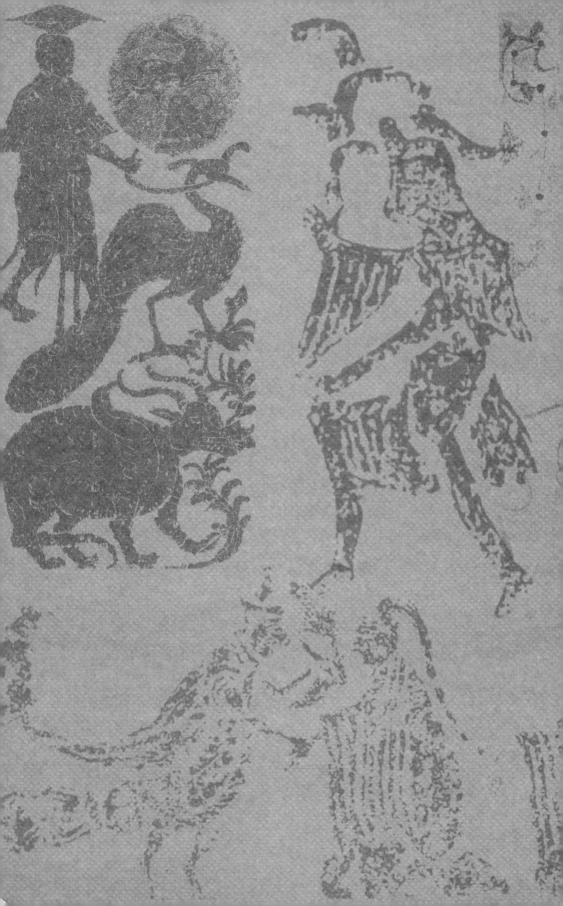

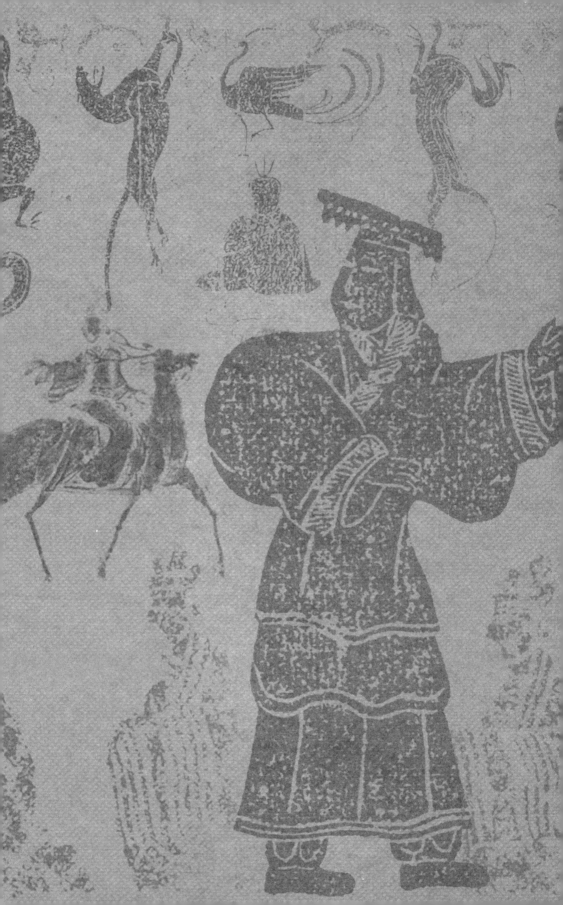

中国古医籍整理丛书

广 生 编

清·包诚 著

郭明章 校注

中国中医药出版社

·北 京·

图书在版编目（CIP）数据

广生编/（清）包诚著；郭明章校注．—北京：中国中医
药出版社，2015.12
（中国古医籍整理丛书）
ISBN 978 - 7 - 5132 - 3002 - 5

Ⅰ.①广…　Ⅱ.①包…②郭…　Ⅲ.①中医产科学 - 中
国 - 清代　Ⅳ.①R271.4

中国版本图书馆 CIP 数据核字（2015）第 296661 号

中 国 中 医 药 出 版 社 出 版
北京市朝阳区北三环东路 28 号易亨大厦 16 层
邮政编码　100013
传真　010 64405750
三河鑫金马印装有限公司印刷
各地新华书店经销
＊
开本 710×1000　1/16　印张 4　字数 13 千字
2015 年 12 月第 1 版　2015 年 12 月第 1 次印刷
书　号　ISBN 978 - 7 - 5132 - 3002 - 5
＊
定价　15.00 元
网址　www.cptcm.com

项目专家组

顾　问　马继兴　张灿玾　李经纬

组　长　余瀛鳌

成　员　李致忠　钱超尘　段逸山　严世芸　鲁兆麟
　　　　郑金生　林端宜　欧阳兵　高文柱　柳长华
　　　　王振国　王旭东　崔　蒙　严季澜　黄龙祥
　　　　陈勇毅　张志清

项目办公室（组织工作委员会办公室）

主　任　王振国　王思成

副主任　王振宇　刘群峰　陈榕虎　杨振宁　朱毓梅
　　　　刘更生　华中健

成　员　陈丽娜　邱　岳　王　庆　王　鹏　王春燕
　　　　郭瑞华　宋咏梅　周　扬　范　磊　张永泰
　　　　罗海鹰　王　爽　王　捷　贺晓路　熊智波

秘　书　张丰聪

前　言

中医药古籍是传承中华优秀文化的重要载体，也是中医学传承数千年的知识宝库，凝聚着中华民族特有的精神价值、思维方法、生命理论和医疗经验，不仅对于传承中医学术具有重要的历史价值，更是现代中医药科技创新和学术进步的源头和根基。保护和利用好中医药古籍，是弘扬中国优秀传统文化、传承中医学术的必由之路，事关中医药事业发展全局。

1949 年以来，在政府的大力支持和推动下，开展了系统的中医药古籍整理研究。1958 年，国务院科学规划委员会古籍整理出版规划小组在北京成立，负责指导全国的古籍整理出版工作。1982 年，国务院古籍整理出版规划小组召开全国古籍整理出版规划会议，制定了《古籍整理出版规划（1982—1990）》，卫生部先后下达了两批 200 余种中医古籍整理任务，掀起了中医古籍整理研究的新高潮，对中医文化与学术的弘扬、传承和发展，发挥了极其重要的作用，产生了不可估量的深远影响。

2007 年《国务院办公厅关于进一步加强古籍保护工作的意见》明确提出进一步加强古籍整理、出版和研究利用，以及

"保护为主、抢救第一、合理利用、加强管理"的方针。2009年《国务院关于扶持和促进中医药事业发展的若干意见》指出，要"开展中医药古籍普查登记，建立综合信息数据库和珍贵古籍名录，加强整理、出版、研究和利用"。《中医药创新发展规划纲要（2006—2020）》强调继承与创新并重，推动中医药传承与创新发展。

2003～2010年，国家财政多次立项支持中国中医科学院开展针对性中医药古籍抢救保护工作，在中国中医科学院图书馆设立全国唯一的行业古籍保护中心，影印抢救濒危珍本、孤本中医古籍1640余种；整理发布《中国中医古籍总目》；遴选351种孤本收入《中医古籍孤本大全》影印出版；开展了海外中医古籍目录调研和孤本回归工作，收集了11个国家和2个地区137个图书馆的240余种书目，基本摸清流失海外的中医古籍现状，确定国内失传的中医药古籍共有220种，复制出版海外所藏中医药古籍133种。2010年，国家财政部、国家中医药管理局设立"中医药古籍保护与利用能力建设项目"，资助整理400余种中医药古籍，并着眼于加强中医药古籍保护和研究机构建设，培养中医古籍整理研究的后备人才，全面提高中医药古籍保护与利用能力。

在此，国家中医药管理局成立了中医药古籍保护和利用专家组和项目办公室，专家组负责项目指导、咨询、质量把关，项目办公室负责实施过程的统筹协调。专家组成员对古籍整理研究具有丰富的经验，有的专家从事古籍整理研究长达70余年，深知中医药古籍整理研究的重要性、艰巨性与复杂性，履行职责认真务实。专家组从书目确定、版本选择、点校、注释等各方面，为项目实施提供了强有力的专业指导。老一辈专家的学术水平和智慧，是项目成功的重要保证。项目承担单位山东中医药大学、南京中医药大学、上海中医药大学、福建中医药大学、浙江省中医药研究院、陕西省中医药研究院、河南省中医药研究院、辽宁中医药大学、成都中医药大学及所在省市中医药管理部门精心组织，充分发挥区域间互补协作的优势，并得到承担项目出版工作的中国中医药出版社大力配合，全面推进中医药古籍保护与利用网络体系的构建和人才队伍建设，使一批有志于中医学术传承与古籍整理工作的人才凝聚在一起，研究队伍日益壮大，研究水平不断提高。

　　本着"抢救、保护、发掘、利用"的理念，该项目重点选择近60年未曾出版的重要古医籍，综合考虑所选古籍的保护价值、学术价值和实用价值。400余种中医药古籍涵盖了医经、基础理论、诊法、伤寒金匮、温病、本草、方书、内科、外科、女科、儿科、伤科、眼科、咽喉口齿、针灸推拿、养生、医案医话医论、医史、临证综合等门类，跨越唐、宋、金元、明以迄清末。全部古籍均按照项目办公室组织完成的行业标准《中医古籍整理规范》及《中医药古籍整理细则》进行整理校注，绝大多数中医药古籍是第一次校注出版，一批孤本、稿本、抄本更是首次整理面世。对一些重要学术问题的研究成果，则集中收录于各书的"校注说明"或"校注后记"中。

　　"既出书又出人"是本项目追求的目标。近年来，中医药古籍整理工作形势严峻，老一辈逐渐退出，新一代普遍存在整理研究古籍的经验不足、专业思想不坚定等问题，使中医古籍整理面临人才流失严重、青黄不接的局面。通过本项目实施，搭建平台，完善机制，培养队伍，提升能力，经过近5年的建设，锻炼了一批优秀人才，老中青三代齐聚一堂，有效地稳定了研究队伍，为中医药古籍整理工作的开展和中医文化与学术的传承提供必备的知识和人才储备。

本项目的实施与《中国古医籍整理丛书》的出版，对于加强中医药古籍文献研究队伍建设、建立古籍研究平台，提高古籍整理水平均具有积极的推动作用，对弘扬我国优秀传统文化，推进中医药继承创新，进一步发挥中医药服务民众的养生保健与防病治病作用将产生深远影响。

第九届、第十届全国人大常委会副委员长许嘉璐先生，国家卫生计生委副主任、国家中医药管理局局长、中华中医药学会会长王国强先生，我国著名医史文献专家、中国中医科学院马继兴先生在百忙之中为丛书作序，我们深表敬意和感谢。

由于参与校注整理工作的人员较多，水平不一，诸多方面尚未臻完善，希望专家、读者不吝赐教。

国家中医药管理局中医药古籍保护与利用能力建设项目办公室
二〇一四年十二月

许 序

"中医"之名立，迄今不逾百年，所以冠以"中"字者，以别于"洋"与"西"也。慎思之，明辨之，斯名之出，无奈耳，或亦时人不甘泯没而特标其犹在之举也。

前此，祖传医术（今世方称为"学"）绵延数千载，救民无数；华夏屡遭时疫，皆仰之以度困厄。中华民族之未如印第安遭染殖民者所携疾病而族灭者，中医之功也。

医兴则国兴，国强则医强。百年运衰，岂但国土肢解，五千年文明亦不得全，非遭泯灭，即蒙冤扭曲。西方医学以其捷便速效，始则为传教之利器，继则以"科学"之冕畅行于中华。中医虽为内外所夹击，斥之为蒙昧，为伪医，然四亿同胞衣食不保，得获西医之益者甚寡，中医犹为人民之所赖。虽然，中国医学日益陵替，乃不可免，势使之然也。呜呼！覆巢之下安有完卵？

嗣后，国家新生，中医旋即得以重振，与西医并举，探寻结合之路。今也，中华诸多文化，自民俗、礼仪、工艺、戏曲、历史、文学，以至伦理、信仰，皆渐复起，中国医学之兴乃属必然。

迄今中医犹为国家医疗系统之辅，城市尤甚。何哉？盖一则西医赖声、光、电技术而于 20 世纪发展极速，中医则难见其进。二则国人惊羡西医之"立竿见影"，遂以为其事事胜于中医。然西医已自觉将入绝境：其若干医法正负效应相若，甚或负远逾于正；研究医理者，渐知人乃一整体，心、身非如中世纪所认定为二对立物，且人体亦非宇宙之中心，仅为其一小单位，与宇宙万象万物息息相关。认识至此，其已向中国医学之理念"靠拢"矣，虽彼未必知中国医学何如也。唯其不知中国医理何如，纯由其实践而有所悟，益以证中国之认识人体不为伪，亦不为玄虚。然国人知此趋向者，几人？

国医欲再现宋明清高峰，成国中主流医学，则一须继承，一须创新。继承则必深研原典，激清汰浊，复吸纳西医及我藏、蒙、维、回、苗、彝诸民族医术之精华；创新之道，在于今之科技，既用其器，亦参照其道，反思己之医理，审问之，笃行之，深化之，普及之，于普及中认知人体及环境古今之异，以建成当代国医理论。欲达于斯境，或需百年欤？予恐西医既已醒悟，若加力吸收中医精粹，促中医西医深度结合，形成 21 世纪之新医学，届时"制高点"将在何方？国人于此转折之机，能不忧虑而奋力乎？

予所谓深研之原典，非指一二习见之书、千古权威之作；就医界整体言之，所传所承自应为医籍之全部。盖后世名医所著，乃其秉诸前人所述，总结终生行医用药经验所得，自当已成今世、后世之要籍。

盛世修典，信然。盖典籍得修，方可言传言承。虽前此 50 余载已启医籍整理、出版之役，惜旋即中辍。阅 20 载再兴整理、出版之潮，世所罕见之要籍千余部陆续问世，洋洋大观。

今复有"中医药古籍保护与利用能力建设"之工程，集九省市专家，历经五载，董理出版自唐迄清医籍，都400余种，凡中医之基础医理、伤寒、温病及各科诊治、医案医话、推拿本草，俱涵盖之。

噫！璐既知此，能不胜其悦乎？汇集刻印医籍，自古有之，然孰与今世之盛且精也！自今而后，中国医家及患者，得览斯典，当于前人益敬而畏之矣。中华民族之屡经灾难而益蕃，乃至未来之永续，端赖之也，自今以往岂可不后出转精乎？典籍既蜂出矣，余则有望于来者。

谨序。

第九届、十届全国人大常委会副委员长

许嘉璐

二〇一四年冬

王 序

中医学是中华民族在长期生产生活实践中，在与疾病作斗争中逐步形成并不断丰富发展的医学科学，是中国古代科学的瑰宝，为中华民族的繁衍昌盛作出了巨大贡献，对世界文明进步产生了积极影响。时至今日，中医学作为我国医学的特色和重要医药卫生资源，与西医学相互补充、相互促进、协调发展，共同担负着维护和促进人民健康的任务，已成为我国医药卫生事业的重要特征和显著优势。

中医药古籍在存世的中华古籍中占有相当重要的比重，不仅是中医学术传承数千年最为重要的知识载体，也是中医为中华民族繁衍昌盛发挥重要作用的历史见证。中医药典籍不仅承载着中医的学术经验，而且蕴含着中华民族优秀的思想文化，凝聚着中华民族的聪明智慧，是祖先留给我们的宝贵物质财富和精神财富。加强对中医药古籍的保护与利用，既是中医学发展的需要，也是传承中华文化的迫切要求，更是历史赋予我们的责任。

2010 年，国家中医药管理局启动了中医药古籍保护与利用能力建设项目。这既是传承中医药的重要工程，也是弘扬优秀民族文化的重要举措，不仅能够全面推进中医药的有效继承和创新发展，为维护人民健康做出贡献，也能够彰显中华民族的璀璨文化，为实现中华民族伟大复兴的中国梦作出贡献。

相信这项工作一定能造福当今，嘉惠后世，福泽绵长。

国家卫生与计划生育委员会副主任

国家中医药管理局局长

中华中医药学会会长

王国强

二〇一四年十二月

王序

二

马 序

　　新中国成立以来，党和国家高度重视中医药事业发展，重视古籍的保护、整理和研究工作。自 1958 年始，国务院先后成立了三届古籍整理出版规划小组，分别由齐燕铭、李一氓、匡亚明担任组长，主持制订了《整理和出版古籍十年规划 (1962—1972)》《古籍整理出版规划（1982—1990)》《中国古籍整理出版十年规划和"八五"计划（1991—2000)》等，而第三次规划中医药古籍整理即纳入其中。1982 年 9 月，卫生部下发《1982—1990 年中医古籍整理出版规划》，1983 年 1 月，中医古籍整理出版办公室正式成立，保证了中医古籍整理出版规划的实施。2002 年 2 月，《国家古籍整理出版"十五"(2001—2005）重点规划》经新闻出版署和全国古籍整理出版规划领导小组批准，颁布实施。其后，又陆续制定了国家古籍整理出版"十一五"和"十二五"重点规划。国家财政多次立项支持中国中医科学院开展针对性中医药古籍抢救保护工作，文化部在中国中医科学院图书馆专门设立全国唯一的行业古籍保护中心，国家先后投入中医药古籍保护专项经费超过 3000 万元、影印抢救濒危珍、善、孤本中医古籍1640余种，开展了海外中医古籍目录调研和孤本回归工作。2010年，国家财政部、国家中医药管理局安排国家公共卫生专项资金，设立了"中医药古籍保护与利用能力建设项目"，这是继1982～1986年第一批、第二批重要中医药古籍整理之后的又一次大规模古籍整理工程，重点整理新中国成立后未曾出版的重要古籍，目标是形成并普及规范的通行本、传世本。

为保证项目的顺利实施，项目组特别成立了专家组，承担咨询和技术指导，以及古籍出版之前的审定工作。专家组中的许多成员虽逾古稀之年，但老骥伏枥，孜孜不倦，不仅对项目进行宏观指导和质量把关，更重要的是通过古籍整理，以老带新，言传身教，培养一批中医药古籍整理研究的后备人才，促进了中医药古籍保护和研究机构建设，全面提升了我国中医药古籍保护与利用能力。

作为项目组顾问之一，我深感中医药古籍保护、抢救与整理工作的重要性和紧迫性，也深知传承中医药古籍整理经验任重而道远。令人欣慰的是，在项目实施过程中，我看到了老中青三代的紧密衔接，看到了大家的坚持和努力，看到了年轻一代的成长。相信中医药古籍整理工作的将来会越来越好，中医药学的发展会越来越好。

欣喜之余，以是为序。

中国中医科学院研究员

马继兴

二〇一四年十二月

校注说明

《广生编》，成书于清同治四年（1865），作者包诚。目前仅存清同治七年（1868）蕴璞斋木刻本。通过对南京中医药大学图书馆藏本、中国科学院图书馆藏本、中国中医科学院图书馆藏本的比较，本次整理以南京中医药大学图书馆藏本为底本，此本内容最全，无错页，仅有个别字磨损不清，据中国中医科学院图书馆藏本及中国科学院图书馆藏本进行互参整理校注。

关于本次校注整理的几点说明：

1. 凡原书中的繁体字、异体字、古字、俗写字统一以规范简化字律齐，不出校记。底本中药异名不改，若见难懂者，出注说明。若底本中药名使用音同音近字，若不影响释名，不影响使用习惯，以规范药名律之，不出校。如"连"径改为"莲"，"兔"径改为"菟"，"合"径改为"核"。

2. 本书校勘方法以本校为主。凡底本中因写刻致误的明显错别字，予以径改，并出校，如"嬴"径改为"赢"。底本疑有误者，不予径改，但出校，如"儒先"疑作"先儒"，予出校。

3. 对个别冷僻字词加以注音和解释。

4. 全书统一使用简化字横排，按内容分段，并加标点符号，底本原有的句读符号也一并改为现代标点符号。为便于分辨，药后剂量、炮制等附注用另体小一号字置于药名下

（右）半部。因原书文字由竖排改为横排，故书中表示方位的词"右""左"统一径改为"上""下"，不出校记，余"右左"不改。

5. 原书正文前有包诚、龚绍仁序，今以"包序""龚序"为题以别之。正文首页有"安吴包诚编"字样，今删去。

包　序

　　《诗》三百篇，独以《关雎》为首者，所以风天下而正夫妇也。世之成夫妇而无所出者，大抵未尽其道。《易》曰：天地氤氲①，万物化醇；男女构精，万物化生。又曰：乾道成男，坤道成女，阳奇而动，阴偶而静。动则阳施而神生，静则阴受而形成。故阴阳动静而变生万类，日月往来而分定四时。则草木鸟兽昆虫鳞介之属，莫不附阴阳之气化生而成质。人与天地相参，具五行之全。是以男女胥悦②，阳施阴承，血开精合，胚胎结而生育蕃矣。今予集诸家之说，名曰《广生编》，俾③艰于嗣者，知其天时物力中分出男女，察阴阳感化之妙，慎节欲调经之旨，避三虚四忌之禁，明修身齐家之道，不求子而子自生矣。兹因同寅诸君子重刊《产孕集》，而以《广生编》附焉，庶几其相得益彰也。是为序。

同治丁卯年八月朔④安吴包诚

---

　　①　氤氲：指天地阴阳二气交互作用的状态。
　　②　胥悦：胥，全、都。悦，高兴、愉快。指（男女）都心情愉悦的状态。
　　③　俾（bǐ 比）：使。
　　④　朔：农历每月初一。

龚　序

　　包兴言司马，家承通德，博极群书，而于《金匮》《素问》尤为精邃，功均良相久矣。近复萃儒先①延嗣诸说，断以己意，凡各药方，详定分数，阴阳时日，皆本《易》之两仪，《范》②之五行，抉其奥义，实有至简至要者存，足以人事回天运之穷，而辅相夫资始资生之所不足，其为心也苦，其为功也大矣。书成，名曰《广生编》。首以示余，余谓：以似以续，人道之常。而艰于嗣者，百计求合而相离益甚，毋亦气数使然，人亦不能为之宰欤？抑亦人谋不臧③，所求非其道欤？是编出而病者愈，弱者强，生者育，艰者易，瓜绵瓞④衍，普锡⑤螽斯麟趾⑥之庆。揆诸好生之德，天地当且为之诚感也。爰请司马梓行，以惠海内仁政之一大端也。

同治四年七月立秋后二日监利龚绍仁

---

　　①　儒先：本书正文开篇作"先儒谓""先儒云"，疑"儒""先"二字互倒。

　　②　范：《尚书·洪范》，成书年代尚有争议，传统认为是西周作品。

　　③　臧（zāng 脏）：善，好。

　　④　瓞（dié 叠）：小瓜。

　　⑤　锡（cì 次）：通"赐"，给予、赐给。

　　⑥　螽（zhōng 钟）斯麟趾：螽斯来源于《诗经·螽斯》，麟趾来源于《诗经·国风·周南·麟之趾》，喻子孙昌盛。

目 录

男子无子，其病有六：精寒、精薄、气弱、肝郁、相火过旺、痰气，六者有一皆不能举子。若多女少男及生男不育，亦男子调养失宜。《易》曰："乾道成男，坤道成女。"先儒谓：男精先至，则血交精而成男；女精先至，则精裹血而为女。此成男成女之别，只在顷刻间也。先儒又云：天时物力中分出男女，其说更精。天时之说有三：以逐日言之，则子寅辰午申戌为阳，丑卯巳未酉亥为阴，以逐时言之亦然。又天气晴朗和爽为阳，云雾风雨为阴。交媾之际，其日其时其气皆合于阳，则成男也。至于物力之说，吾身精气是也。精气壮旺，男胜于女，则结胎成男；精气微弱，女胜于男，则结胎成女。寒儒经年游学，岁暮归家，一举而得男，精力浓厚故也。膏粱之室，佳丽满前，往往多女，精力淡薄故也。养精之法有四：一曰养无漏本体。斋居绝欲，势必不能。但御房帷，宜使点滴无泄，用弱入强出之法，当初出时，提吸阴跷一穴，口中微微呵气三口，久久行之，自无走漏之虞，每年冬至、夏至各前后两日尤宜固守。二曰得少阴滋补。《易》曰：枯杨生稊①，老夫得其女妻。言能成生育之功也。大凡女子二十左右者，生机洋溢，交接有补。若三十二岁以外者，阴衰火炽，动能损人，不可近矣。三曰守命门之关。《内经》谓七节之中有小心。岐伯谓命门对脐轮之后，贴脊骨之

---

① 枯杨生稊（tí 蹄）：枯萎的杨树又长出了嫩芽，比喻老人娶少妻或比喻老年得子。

前，两肾相抱，左水而右火，其中空穴谓之命门。命门旺而十二经皆旺，衰则皆衰，生则俱生，绝则俱绝，此人身寿夭存亡所系也。其法日则守午，夜则守子，端坐反观，内照凝神，入于命门，心思专一，不过七日，水火交济，阳气勃盛。三月可养神精蓄锐，一举成男矣。新安吴柱史祖孙三代，八旬皆能举子，用此法也。四曰审月庚之候。女子月事初至之刻，记其何时。假如初一日子时，而从子时数至第五日戌时，是血尽气生之时。乘其勃然意浓，决然得子，此又紧要之诀也。但此一时，须合日阳、时阳、气阳方为得力。

汤药方

益气强阳，连服二十剂，再服丸方二料，药味中正不杂，可以补气填精也。

大熟地一两　巴戟天一两，去心，酒炒　枸杞子三钱，酒洗　人参三钱　山萸四钱　茯神三钱　肉苁蓉三钱，去筋膜，酒洗　远志一钱，甘草水浸　杜仲三钱，盐水炒　白术三钱，麸炒　肉桂一钱，去皮　龙眼肉七枚，引

丸药方

填精补气，老年举子，兼有妙益。

大熟地八两　人参三两　白术四两，土炒　肉苁蓉三两，洗淡　山药四两　远志一两　山萸肉四两，酒浸　茯苓三两　砂仁一两，水炒　柏子仁一两，去油　巴戟三两，去心　杜仲一两，盐水炒　破故纸一两，盐水炒　肉桂一两，去皮　当归三两，炒　五味子一两　白芍三两，炒　附子一枚，重一两二三钱，制　鹿茸一对，酒酥炙　麦冬三两，去心　枣仁一两，炒　紫河车一具，火焙干　炙甘草一两

蜜丸桐子大，每服五钱。

又方

治精薄。

鱼鳔一斤，蛤粉炒，无声为度，再以酥油炒　沙苑五两，盐水炒　莲蕊五两　菟丝子三两，盐水炒　当归三两，炒

蜜丸桐子大。

又方

生地黄八两，酒浸，蒸烂　人参二两　大赤首乌四两，内有锦纹者，连皮打碎，人乳浸，蒸，晒，露九次收干　芡实肉四两　枸杞二两，人乳浸，晒　白莲花蕊十对，选将开者去梗，连须房瓣晒干　羊外肾十一对

淡盐腌一宿，用白酒卤于砂锅内，煮至黑深色，取起

去囊皮并筋膜，同地黄杵千余下和药再杵二千下，丸如黄豆大，酌加炼蜜，每服三钱，空心用盐汤送下。

巢氏云：夫人无子，盖有三焉：一者坟墓无嗣，二者夫妇年命相克，三者夫妇疾病，皆令无子。若夫妇疾病可以服药，余者皆不可治也。

男以精为主，女以血为主。阳精溢泻而不竭，阴血时下而不愆，阴阳交畅精血合凝，胚胎结而生育蕃矣。不然，阳衰不能下应乎阴，阴亏不能上从乎阳。阴阳牴牾①，精血乖离，是以无子。昧者不知此，乃拂自然之理，谬为求息之术方，且推生克于五行，觅补养于药石，以伪胜真，以人夺天，虽有子孕而不育，育而不寿者众矣。

《褚氏遗书》云：男子二八而阳精溢，女子二七而阴血溢，皆饮食五味之秀实也。男子精未通，而御女以通其精，则五体有不满之处，异日有难状之疾。阴已痿而思色以降其精，则精不出内败，小便道涩而为淋。女子天癸既至，逾十年无男子合则不调，未逾十年思男子合亦不调。不调则旧血不出，新血妄行，虽合而难子。

古人男子三十而娶，女子二十而嫁。正如褚氏之论，恐伤其精血也。故求子之道，男子贵清心寡欲以养其精，女子贵平心定意以养其血。男子之形乐者气必盈，志乐者神必荡。不知安调则神易散，不知全形则盈易亏。其精常

---

① 牴牾（dǐwǔ 底捂）：抵触，矛盾。

不足，不能至于溢而泻也。女子之性偏急而难容，情媚悦而易感。难容则多怒而气逆，易感则多交而沥枯。气逆不行，血少不荣，则月事不以时也。

肾藏于精而交于心，肝之脉环于阴器而出其挺末。心不妄动则精常溢而不泻，肝实而阳道奋发矣。苟心慕少艾，纵欲无度则精竭，精竭则少而不多。精竭于内则阳衰于外，痿而不举，举而不坚，坚而不久，隐曲且不得，况欲输其精乎？是则肝肾俱损，不惟无子。

古人以夏日必独宿而薄滋味，正嫌火土之旺耳。《内经》曰：冬藏于精者，春不病温。十一月子，十月亥，火气潜伏闭藏，以养其本然之真，而为来春升发之用。若能不恣欲以自戕①，至春升之际，根本状实，气不轻浮，焉有温热之病？若上弦前，下弦后，月廓空，亦为一月之虚；大风大雾，虹霓飞电，暴寒暴热，日月薄蚀，忧愁忿怒，惊恐悲哀，醉饱劳倦，谋虑辛勤，又皆为一日之虚；若患病初退，疮痍正作，尤不止一日之虚。今人多有春末夏初，患头痛脚软，食少体弱。仲景论春夏剧，秋冬差，脉弦大者，正是俗所谓疰夏病，皆犯此四者之虚也。古人谓不见可欲，使心不乱。夫以温柔之感于体，声音之感于耳，颜色之感于目，馨香之感于鼻，鸟②能不动？善养生者，于此五月出居于外，其一月之虚、一日之虚亦宜

---

① 戕（qiāng 枪）：伤害。
② 鸟：据上下文作"焉"，于义较胜。

远之。

男精女血，难成易败。以易败之精血，从无穷之欲，将不待八八七七而早衰矣。尝见男子近女，一宿数度，初则精，次则清水，后则血矣。女子之血上为乳汁，下为月水、交合浸淫之水，与夫漏浊带下之物，皆身中之血也。若生育过多，岂不败而又败哉？

菱山①云：形者精神之舍宇也；气血者精神之父母也。所以男子养其气以输其精，积精以全神，人身赖此为根蒂，盖欲恬澹怡养。古云：毋耗我精，毋劳我形，毋伤我血，毋摇我神，可以为守精神者矣。今人但知养其外，不知养其内。养其外者，养其口体者也。但知以酒肉为滋补，以佚欲为舒情，故多病而无子。养其内者，养其心肾也。不妄作劳，故病少而多寿。今世无子者，多娶幼妾，未成先伤，未结先坏，精血愈耗，神气愈怯，故无子，生亦多夭。

《嵩厓尊生》曰：世传种子法，以服丹壮阳为授受秘诀，涂擦淋洗，导欲长淫，强制不洩，戕伤胞络，百病蜂起。有异人传授交必胎男，生必成育，百发百中，名三炼法。

天地闭，万物匦②，男女秘，百嗣发。闭秘之道莫轻洩，充满待时无日月。

---

① 菱山：明代医家吴球，字菱山，著有《诸证辨疑》等书。
② 匦：满。

天地至冬时，气化蓄藏，则春夏之发达自盛。人宜固秘精气，不可妄有作为，以扰乱其精，直待潮去渠净，方可施授，则百发百中，阖辟之妙用也。然人之强弱不同，精气厚薄亦别，故不计日月，必充满方可谓之闭秘也。

左右掌运心，心火暗能达，分主客各相擦。

手心与心脉相通，右手掌擦左手心，则左为主，而右为客；左手掌擦右手心，则右为主，而左为客。此乃运火与脐之术。心火归脐，与肾相接，合和而不走，则坎离交媾，真元自固，而谷神可灵矣。夫谷神者，虚而能应，感而遂通者也。谷神灵则剑气劲，谷神弱则剑气萎，此男女相感，气机发动，自然之妙。

数用重阴六十八，须知十减四七五。

此相擦之数也，如一遍六十八，二遍五十八，三遍四十八，四遍三十八，五遍二十八，是擦以十减至四七之数也。至于六遍以后，至七八九遍，皆擦二十八而止。

莫教火候过。

离属心，离下即为肾矣。言不可使火太过，反动精也。

一擦一度伏脐间，九九老阳互相压，又知九息上增九，八十一息纯乾卦。

擦一次即将手伏压脐中，令热气入脐。鼻中呼吸每次九息，是息以九增。如一遍九息，二遍十八，三遍二十七，九遍渐增至八十一息也。乾数用九，九九则为纯阳之卦。心火属阴，故擦用重阴，肾气属阳，故息取老阳。其法如子后入室，盘坐良久，心定气平，以左手仰置左膝上，用右手心擦之六十八遍，则以左手心伏于脐间，而以右手压于左手之上，鼻中呼吸九息，用意存想，使息息归脐，此第一度。却以右手仰置右膝上，用左手心擦之，减十遍即以右手心伏于脐间，而左手压于右手之上，鼻中呼吸增九息，成一十八息。亦用意存想，使息息归脐，此第二度。以后左右换手，上下伏压，存想俱同，但擦以十减，息以九增，共九度而足。如此多日或四十九日，祖气足，方可取鼎。

春夏秋冬名四时，二十四气户生化，三五七九夺气机，一夺一吸深取之，周而复始天不违。

此房中之术，言探夺女之气机也。三五七九皆阳数，举事时至三五七九四数，皆深入其中，上以鼻吸，下以胁提，而夺取之，使阴气过我也。三五七九各分行，行毕为一周，共二十四数，以合二十四气。行毕再从三起，周而复始也。

周天三百六十度，地得天气无参差，阴阳对待奇偶通，上下否泰施受随。

天以气化，而地不过受天之气，以成生育之功，非有二也。行前事先阳左阴右并对。阴人张股以成偶象，阳人抒身覆阴之一股于下，置一股于上，而一阳却夹于两股之中为奇象。却如法行十五遍，合三百六十数，则坎离通矣。再仰行六遍，每遍二十四，得数一百四十四，后合行九遍，得二百一十六，共成三百六十，以合周天之数。此天地定位，否泰交接，男女上下，互相迭施之道也。

坎水不动探真穴，水常胜火火易竭，浓煎温茗含满口，缓漱漫吐莫入咽。漱吐无声耳勿闻，溺沥徐将肝火泻，仰曝蟆状凡七跌，一阳上升莫易泄。

阴阳畅快，百脉齐到，而后举事有益。坎水主静，恐不易动其情，而离火又易至于动，不能久待，则无益矣。故必探次之真穴，使之早动，水火一气相鼓荡，而后水不能胜火也。真穴谓户上有形如阜，上有穴处。探者手摩取之，探外穴以引内穴，使其动也。然男子之精有不能待前数之满而即动者，盖火不胜水而易竭也。将浓浓温茗满口含之，缓漱漫吐不可使耳闻之。又取溺壶仰而闭齿小便，以泻肝火。又作虾蟆仰曝之状，以两手两足著床席，举脊向上跌凡七次，则精即上升而不走矣。

潮生潮退有常期，坎退离进两相宜，左男右女肩间截，多男炼法少人知。

癸水三日潮退，方可相交。左男右女肩间截者，此生男之诀也，胎在左为男，在右为女。男子将泄之精，向女子偏左射之，仍以手向女左肩立捏一掌，则女子左边气即上缩，精随入左，必胎男矣。

《要略》曰：男子脉微弱而涩，为无子，精气清冷。

《脉经》曰：妇人少腹冷恶寒，人年少者得之为无子。

脉微而涩，此为居经，三月一来，年少得之为无子，中年得之为绝产。肥人脉细有寒，令少子，难成孕。

置妾择其相，决其卜，勿择其美，有美必有恶也。勿择族类，芝草无根，醴泉无源。

褚氏云：建平王妃姬皆丽而无子，择良家女，未笄[①]入御又无子。问曰：求男有道乎？澄对曰：合男女必当年。男虽十六精通，必三十而娶，女虽十四天癸至必二十而嫁，皆欲阴阳气血充实，而后交合则易孕。孕而育，育而为子坚壮强寿。今未笄之女，天癸始至，已近男子，阴气早泄，未完而伤，未实而动，是以交而不孕，孕而不育，育而子夭不寿，此王之所以无子也。妇人有所产皆女者，有所产皆男者，大王诚能访求多男妇人，谋置室内，有男之道也。王曰：善。未再期而生六男。夫老阳遇少阴，老阴遇少阳，亦有子之道也。《易》曰：枯杨生稊，老夫得其女妻。老夫之年虽过八八之数，受气独厚，天真不匮，故遇少阴乃能有子。如枯杨之复生稊也。若云老阴遇少阳，此枯杨生华之象。《易》曰：老妇士夫，亦可丑也。

《金丹节要》云：骨肉莹光，精神纯实，有花堪用，五种不宜。一曰螺，阴户外纹如螺蛳样旋入内；二曰文，阴户小如箸头，只可通溲，难以交合，名曰石女；三曰

① 笄（jī机）：盘头发或别住帽子用的簪子，古代特指女子十五岁可以盘发插笄的年龄，即成年。

鼓，花头绷急似无孔。四曰角，花头尖削似角；五曰脉，或经脉未及十四岁而先至，或不调，或全无，此无花之器，不能配合。

男子亦有五种：一曰生，原身细小，曾不举发；二曰纵，外肾只有一子，或全无者；三曰变，未至十六，其精自行，或中年多白浊；四曰半，二窍俱具；五曰妒，妒者忌也，阴毒不良。

丹溪云：无子之因多起于父气之不足，岂可归咎于母血之虚寒，况母血之病奚止虚与寒而已。然古人治妇人无子惟秦桂丸一方，其性偏热。刘宗厚云：妇人无子多因经血不调，或阴虚血少，积聚痰多，嗜欲等致，种种不同，奚止虚寒而已哉？不得病机之的，斯药勿妄用也。

褚氏云：凡子形肖父母者，以其精血尝于父母之身无所不历也。是以父一肢之废，则子亦一肢肖其父，母一目亏，则一目以肖其母。又云：父少母老产女必羸，母壮父衰生男必弱。古之良工首察乎此，补羸①女则养血壮脾，补弱男则养脾绝色。羸女宜及时而嫁，弱男宜待壮而婚。万氏曰：此言弱男羸女补养之法，诚求子之所当讲求者也。盖男强女壮自然有子，何须补益？惟男之弱者精常不足，当补肾以益其精；女之羸者血常不足，当补脾以益其血。

---

① 羸：原作"嬴"，据上下文改。

茭山云：或有感而不生，或有孕而多堕者，何也？感而不生者，男子精盛之时，女子阴血不足。若老阴得少阳，种子下硗石①之中，故不发生。又有男子精冷如冰，清如水，虽女子阴血旺盛，亦不能生。感而多孕者，男子精虽不足，若老阳得其少阴，种下于腴田之中，故生而秀实也。孕而多堕者，贪淫无度，好欲性偏，兼以喜食辛酸热物，暴损冲任故也。

男阳不强，由于肝肾之气不足，不固者，筋气未至也。肝主筋，肝虚则筋气不足。不坚不振者，骨气未至也，肾主骨，肾虚则骨气不足矣。又有交接之时，精流而不射，散而不聚，冷而不热，此神内乱，心气不足也。

女子月事或前或后或多或少者，神思之病也。宠多爱而不周，念深幸而不到，以身事人，其性多傲，以色悦人，其心多忌。

阴痿者宜壮阳丹。

仙灵脾一两　熟地四两　破故纸二两　桑螵蛸五钱，盐焙
阳起石五钱，煅水飞　巴戟二两

蜜丸如桐子大，三十丸，空心，温酒下。

① 硗（qiāo 敲）石：坚硬的石头。

养肾种子方

何首乌六两，黑豆拌蒸，晒干，研　枸杞六两，酒浸，晒干，研　菟丝六两，酒浸，晒干，为末，不炒　肉苁蓉六两，酒浸，干，研　川芎三两，酒浸，晒干，研　茯苓六两，酒浸，研　小茴香六两，盐拌炒，研　川椒十二两，炒，置黄土上，瓦盆盖　苍术六两，米汁浸，晒干，研　大熟地三两，浸，干晒，末　当归三两，酒浸，晒干，研　山药六两　甘草十二两，瓦上蜜炙

上药冬浸七日，秋浸五日，夏浸三日，俱用竹刀，忌铁器，为末，蜜丸如梧桐子大，每服五六十丸，忌豆腐、鹿肉。六十外人加人参一两，沉香一两。

血余固本九阳丹

血余一斤，皂荚汤洗净，清水漂尽油气，晒干，置大锅内用川椒与发层铺，上用小锅盖定，盐泥秘塞以重石压之，先用武火煅炼一炷香后，用文火半炷香，以青烟去尽为度，取出研末。

赤何首乌八两，酒泔浸，竹刀刮去皮　山药八两，同首乌并黑豆蒸　枸杞四两，酒蒸　白何首乌八两，米泔浸，竹刀刮去皮　大生地八两，酒蒸　赤茯苓八两，牛乳浸一日夜　白茯苓四两，人乳浸一日夜　酒炒菟丝四两，人乳酒浸一夕，蒸，晒，研　破故纸四两，酒炒　大熟地八两，酒蒸　苍术八两，去皮　牛膝四两，酒浸，黑豆蒸　龟板八两，醋炙　当归四两，酒浸

上药共研末，蜜丸如桐子大，每服五六十丸，酒下。

药酒方

全当归二两　大生地二两　川芎二两　五加皮二两　芍
药二两,炒　核桃一两　枸杞二两　砂仁五钱　黄柏一两　红
枣二百枚

无灰酒三十六斤,以五斤煮药。

乌须种子方

云苓二斤半，去皮，打碎如枣大，分八处，将后药每样煮一分
人参六钱，煎汁煮一分　秋石四钱，化，煮一分　甘枸杞六两，
煎汁煮一分　破故纸五两，煎汁煮一分　肉苁蓉四两，酒洗去筋，
煎汁煮一分　人乳八两，煮一分　黄芪六两，煎汁煮一分　何首
乌八两，黑豆一升，煎水三斤，浸首乌，春二日夏一日冬六日，以汁
煮一分

以上共捣为末，蒸熟，众手为丸，如梧桐子大，每日
早晚各一服四十丸，盐汤下，忌烧酒犬肉。

种子歌云：三十时中两日半，二十八九君须算。落
红满地是佳期，金水过时空霍乱。霍乱之后枉费功，树
头树底觅残红。但解开花能结子，何愁丹桂不成业。《仁
斋》云：此盖妇人月经方绝，金水才生，此时子宫正开，
乃受精结胎之时，妙合太和之候，过此佳期则子宫闭而
不受胎矣。然男女之分各有要妙存焉。如月候方绝，一
日三日五日交会者成男，二日四日六日交会者成女。过
此则不孕矣。诀曰：何为种子法，经里问根由。昨日红
花谢，今朝是对周。蓝田种白玉，子午叙绸缪。三五成
佳桂，二四白梅抽。此言经水未行之时，血海正满，子
宫未开，不能受精以成其娠。经水既行，则子宫开，血
海净，斯能受其精矣。昨日谓两日半后也；子午乃阴阳

初动之始，非二时也。一日三日五日得奇数为阳，必生男；二日四日六日得偶数为阴，必生女。七日之后，子宫闭不成娠矣。

玉湖须浅泛，重载却成忧。阴血先参聚，阳精向后流，血开包玉露，平步到瀛洲。浅泛者，即《素女论》所谓九浅一深也。浅则女美，深者女伤，故云重载即成忧。阴血先聚，阳精后冲，则血开裹精而成男。阳精先至，阴血后参，则精开裹血而成女。

从此相暂别，牛女隔河游。二月花开发，方知喜气优。好事当传与，谗言莫妄绸。此言种子之后，男子别寝不可再交。盖精血初凝，恐再冲掣也。古者妇人有娠，即居侧室，以养其胎气。二月即次月也。前月种子，次月经断，真有娠矣。

种子须得天月二德，天德合月德合三六合，益后续世诸吉日。

《巢氏病源》云：三阳所会则生男，三阴所会则生女。《肘后方》云：男从父气，女从母气。《圣济经》云：天之德，地之气，阴阳之至和，相为流薄于一体。因气而左动则属阳，阳资之则成男；因气而右动则属阴，阴资之则成女。乾道成男，坤道成女，此男女之别也。丹溪曰：成胎以精血之先后分男女者，褚澄之说也。愚窃惑焉，复阅李东垣之方有曰：经后一二日，血海始净，精胜其血者成男，四五日后，血脉已旺，精不胜血者成女，此确论也。

《易》曰：乾道成男，坤道成女。乾坤者阴阳之性情也；左右者阴阳之道路也；男女者阴阳之仪象也。父精母血，因感而会，精之施也。血能摄精，精成其孕，此万物资始于乾元也；血成其胞，此万物资生于坤元也。阴阳交媾，胎孕乃凝，所藏之处名曰子宫，一系在下，上有两岐，一达于左，一达于右。精胜其血则阳为之主，气受于左子宫而男形成；精不胜血则阴为之主，气受于右子宫而女形成。或曰：分男分女，吾知之矣。男不可为父，女不可为母，与男女之兼形者，又何如分之？曰：男不可为父，得阳气之亏者也；女不可为母，得阴气之塞者也。兼形者，由阴为驳，气所乘而成，其类不一。以女兼男有二：一则遇男为妻，遇女为夫；一则可妻而不可夫，其有具男女之全者，此又惑之甚者也。或曰：驳气所乘，独见于阴，而所乘之形又若是之不同，何耶？曰：阴体虚，驳气易于乘也。驳气所乘，阴阳相混，无所为主，不可属左，不可属右，受气于两岐之间，随所得驳气之轻重而形，故所兼之成形有不得而同也。

《易》曰：天地絪缊，万物化醇，男女媾精，万物化生。男女胥悦，阴阳交通，而胚胎结矣。《周颂》之诗云：思媚其妇，有依其士。则夫妇亲爱之情虽在田野未有异也。衽席之间体虽未合，神已先交，阳施阴受，血开精合，所以有子。苟女心未惬，则阳精先泄，而阴不受矣。男心未惬，则阴精先至而阳不入矣。阴阳乖离，安用生化？

或曰：种子之说为富贵之人立法也，若彼农民则不知此理，而生育偏多。殊不知男女居室，虽愚不肖可与知能，禽兽亦孳尾而繁育。但富贵之人，身安志乐，嗜欲纵而身体瘁，娇妻美妾，爱博而情不专，苟不立此种子之法，则纵欲无度，空劳神思。郊野之民，形苦志苦，取乐不暇，一夫一妇，情爱不夺。至于交合之时，自然神思感动，情意绸缪①，积久有余之气，交久未合之身，阳施阴受，所以交则有孕，生育众多也。

《素女论》曰：帝问曰：若人无子，必欲求之有法乎？素女对曰：求子之法，须察妇人经水毕，四旺日之后，子宫方开，可以交合而成子。帝曰：何以为交接则成男女乎？素女曰：男女交合，女人美状不自知觉，若阴血先至，阳精后动，纵气来乘，阴血开裹阳精，是阴包阳则成男；若阳精先至，阴血未参，横气傍来，阳精开裹阴血，是阳包阴则成女也。帝曰：夫妇有不相和悦者，其故何如？素女曰：盖因女子不能察夫之情，不晓夫妇人伦之道，生育继嗣之理，但自纵心性凶顽，常怀忿怨不足之意，或因夫背弃自妻，私淫外妇，至令自己夫妇交合之时，虽夫欲无休而妻情意不向，反生怨恶而憎嫌也。以此夫妇不相和悦，虽交而情不美。帝曰：交媾之间，情相合而意相敬，何如？素女曰：此皆男女

---

① 绸缪：缠绵，情意深厚。

通晓夫妇之道、阴阳交合之理，自然得其情意契合，故相敬也。

素女曰：男女交合，男有五伤：一者，泄精少者为气伤；二者，精出而勃者为内伤；三者，泄精多者为筋伤；四者，精出不射者为骨伤；五者，茎不坚，虽坚不久，为肾伤。五者皆泄精过度。又曰：女有五伤之候：一者，阴户尚闭不开，不可强刺，强者伤肺；二者，女兴已动欲男，男或不从，兴过始交则伤心，心伤则经水不调；三者，少阴遇老阳，茎不坚举而易软，虽入不得动摇，则女伤其肝；四者，女经水未尽强合之，则伤其肾；五者，男子饮酒大醉与女子交合，茎物坚硬，久刺不止，女情已过，阳兴不休，则伤其腹。

密斋曰：素女论交接之事，男有四至，女有九到之说，辞太近亵，故不收录，乃窃取其意而补之曰：夫男女未交合之时，男有三至，女有五至，男女情动，彼此神交，然后行之，则阴阳和畅，精血合凝，有子之道也。若男情已至，而女情未动，则精早泄，谓之孤阳；女情已至，男情未动，则女兴已过，谓之寡阴。男有三至者：阳道奋昂而振，肝气至也；壮大而热，心气至也；坚劲而久，肾气至也。三至俱足，女心之所悦也。若痿而不举，肝气未至也，肝气未至而强合，则伤筋，其精流滴而不射矣。壮而不热者，心气未至也，心气未至而强合，则伤其血，其精清冷而不暖矣。坚而不久者，肾气未至也，肾气未至而强合，则伤其骨，其精不出，虽出亦少。女有五至者：面上赤起，媚靥乍生，心气至也；眼光涎沥，斜觑送情，肝气至也；低头不语，鼻中涕出，肺气至也；交颈相偎，其身自动，脾气至也；玉户开张，琼液浸润，肾气至也。五气俱至，男子方与交合，行九浅一深之法，则情意洽矣。乐盛之时亦有五候：娇吟低语，心也；合目不开，肝也；咽干气喘，肺也；两足或曲或伸，仰卧如尸，脾也；口鼻气冷阴户沥出沾滞，肾也。有此五候必受孕矣。

素女曰：男女交媾之际更有避忌，切须慎之，若使犯之，天地夺其寿，鬼神殃其身，生子不肖不寿，谨禁戒可以长生。天地震动，卒风暴雨，雷电交作，晦朔弦望①，月杀月破，大寒大暑，日月薄蚀，神佛生辰，庚申甲子，本命之日，三元八节，五月五日，名山大川，神祠社庙，僧寺道观，圣贤仙佛像前，井灶前后，又神力劳倦，愁闷恐惧，悲忧思怒，病疾奔走，酒醉食饱，病体方痊，女子行经。

胎杀所游方：正月房床，二月户牖，三月门，四月灶，五月母身，六月床，七月石碓磨，八月厕，九月门，十月房，十一月炉灶，十二月房床。

---

① 晦朔弦望：指月亮从亏到盈再到亏期间的四种状态和对应的日期。弦为月中月亮半圆之日，上弦为农历每月初七、初八，下弦为农历每月廿二、廿三。望为农历每月十五月圆之日。晦为农历每月最后一日。朔为农历每月初一。

六甲胎神：甲巳日占门，乙庚日碓磨，丙辛日厨灶，丁壬日仓库，戊癸日房床。

十二支胎神：子午日碓，丑未日厕，庚申日炉，卯酉日大门，辰戌日鸡栖，巳亥日床。

《千金方》云：御女之法，交会者当避丙丁日及弦望晦朔、大风、大雨、大雾、大寒、大暑、雷电、霹雳、天地晦冥、日月薄蚀、虹蜺地动。若御女则损人神不吉，损男百倍，令女得病，有子必颠痴顽愚，喑哑聋聩，挛跛盲眇，多病短寿，不孝不仁。又避日月星辰火光之下，神庙佛寺之中，井灶圊厕之侧，冢墓尸柩之旁，皆所不可。夫交合如法，则有福德大智善人降托胎中，仍令性行调顺，所作和合，家道日隆，祥瑞竞集。若不如法，则有薄福愚痴恶人来托胎中，仍令父母性行凶险，所作不成，家道日否，殃咎屡至，虽生成长，家国灭亡，夫祸福之应有如影响。此乃必然之理，可不再思之。若欲求之者，但俟妇人月经绝后一日、三日、五日，择其王相日，及月宿在贵宿日，以生气时夜半后乃施泻，有子皆男，必寿而贤明高爵也。以月经绝后二日、四日、六日施泻，有子必女，过六日后，勿得施泻，既不得子亦不成人。

王相日：春甲乙　夏丙丁　秋庚辛　冬壬癸

月宿日：

正月	初一日	初六日	初九日	初十日	十一日
	十二日	十四日	廿一日	廿四日	廿九日
二月	初四日	初七日	初八日	初九日	初十日
	十二日	十四日	十九日	廿二日	廿七日
三月	初一日	初二日	初五日	初六日	初七日
	初八日	初十日	十七日	二十日	廿七日
四月	初三日	初五日	初六日	初八日	初十日
	十二日	十五日	十八日	廿二日	廿八日
五月	初一日	初二日	初三、四日	初五、六日	十二、五日
	二十日	廿五日	廿八日	廿九日	三十日
六月	初一日	初三日	初十日	十三日	十八日
	廿三日	廿六日	廿七日	廿八日	廿九日
七月	初一日	初八日	十一日	十六日	廿一日
	廿四日	廿五日	廿六日	廿七日	廿九日
八月	初五日	初八日	初十日	十三、八日	廿一日
	廿二日	廿三日	廿四日	廿五日	廿六日
九月	初二日	初六日	十一日	十六日	十九日
	二十日	廿一日	廿二日	廿四日	
十月	初一、四日	初九、十日	十四日	十七日	十八日
	十九日	二十日	廿二日	廿三日	廿九日
十一月	初一日	初六日	十一日	十四日	十五日
	十六日	十七日	十九日	廿六日	廿九日
十二月	初四日	初九日	十一日	十三日	十四日
	十五日	十七日	廿四日		

　　若合春甲寅乙卯，夏丙午丁巳，秋庚申辛酉，冬壬子癸亥，与此上件月宿日合尤佳。

《黄帝杂禁忌法》曰：人有所怒，血气未定，因以交合，令人发痈疽。又不可忍小便交合，使人淋，茎中痛。面失血色及远行疲乏来入房，五劳虚损少子，且妇人月事未绝而与交合，令人成病，得白驳①也。水银不可近阴，令人消缩。鹿猪二脂不可近阴，令阴痿也。

密斋曰：诸所禁忌敷奏于前，复有五月十八日，自是天地牝②年之日，阴阳交合之期，世人须避，慎不可行房。犯之，重则夺命，轻则减寿。若此时受胎孕，子母难保。又曰：三虚四忌，亦宜谨避。三虚者：冬至阳生，真火正伏，夏至阴生，真水尚微，此一年之虚也；上弦前下弦后，月廓空，此一月之虚也；天地晦，明月日，此一日之虚也。四忌者：一忌本命正冲甲子、庚申、晦朔之日；二忌大寒、大暑，大饥、大饱之时；三忌日月星辰、寺观坛庙、灶塚之处；四忌触忤、恼怒、骂詈③、击搏之事。犯此三虚四忌者，不惟无子，令人夭寿。

---

① 白驳：白癜风。
② 牝（pìn 聘）：雌性的。
③ 詈（lì 力）：责骂。

校注后记

一、作者生平考

包诚（1800—1871），字兴言，又字子克，晚年号静父，清代安徽泾县西乡包合村人，清代著名学者、书法家包世臣的长子。少时出游山东，受业于阳湖张宛陵先生。读书求甚解，明义理，深得其师所著《素问释义》和《本草述录》两书之妙，获其真传。曾以徐之才的"十剂"之说，于道光二十年（1840）著成《十剂表》两卷。后因张曜孙重刊《产孕集》，于清同治四年（1865）著成《广生编》，与其相得益彰。

其深感黄元御所著《伤寒悬解》文奥义深，又难记诵，就据其内容，精心设计，钩玄提要，罗列证候，悉从经、腑、脏传变辨证，并结合自己长期医疗实践和临床经验，反复揣摩，于清同治九年（1870）著成《伤寒审证表》。它虽源于黄氏，但不落窠臼，而自成一家。此书刊行后，深受医界称许，公认如辨证不达至熟境地，则不可能有如此"由博反约"之功力，实为医界研究伤寒学之要籍。

二、版本考证

《广生编》不分卷，书后附包诚早年所著的《十剂表》，合印成一书，成书于清同治四年（1865）。目前仅存清同治七年（1868）蕴璞斋木刻本。《十剂表》成书于道光二十年（1840），是包诚以徐之才的"十剂"之说著成两卷，以十二经络为经，十剂为纬，按经列药，辑成表格，集药性、功用、归经于一表。《十剂表》与《广生编》内容不相关联，故本书仅校注《广生编》。

根据《中医图书联合目录》记载，全国有以下图书馆收藏本书：山东中医药大学图书馆、内蒙古自治区图书馆、吉林省图书馆、上海中医药大学图书馆、南京中医药大学图书馆、苏州中医医院图书馆、湖北省图书馆、湖南省图书馆、贵州省图书馆、中国科学院图书馆。另在北京版本调研中，发现中国中医科学院图书馆也有藏本。

三、本次校注版本选择

通过对中国科学院图书馆藏本、中国中医科学院图书馆藏本和南京中医药大学图书馆藏本的比对，可确定都为同治七年（1868）蕴璞斋木刻本，只是书后所附《十剂表》的内容各略有不同。具体情况如下：

（1）中国科学院图书馆藏本、中国中医科学院图书馆藏本均无附《十剂表》一页封面。

（2）中国科学院图书馆藏本无药的官名、俗名对照表（共2页），中国中医科学院图书馆藏本、南京中医药大学图书馆藏本均有。

（3）中国中医科学院图书馆藏本《十剂表》的上卷内

容从第 15 页开始与《十剂表》的下卷内容因装订原因做了调换，通过对三个藏本的内容对比校对发现，应该是中国中医科学院藏本装订有误所致。

根据对三个图书馆藏本的校对比较，认为南京中医药大学图书馆藏本为最佳，内容最全，无明显错页，仅有个别字磨损不清。但三个藏本中，以中国中医科学院图书馆藏本字迹最为清晰，保存最为完好。

综上，本次校注以南京中医药大学图书馆馆藏的清同治七年（1868）蕴璞斋木刻本为底本。中国中医科学院图书馆藏本字迹最为清晰，故结合中国科学院图书馆藏本与底本进行互参。

四、学术思想

本书引用古人观点和原文，对怀孕机理、条件、方法等加以详细论述。本书从封建社会一夫多妻的现象及中医理论分析了不孕不育的原因，结合中医理论，根据男女体质特点，提出了孕育生子的调养方法及怀孕时机，并附以相关方药。本书强调应不违背四时养生规律，结合适时气候调养身体为孕育生子之本，而书中所论述的如何生男生女的观点则有待于探讨。

总 书 目

I

本　　草

方　　书

卫生编

袖珍方

仁术便览

古方汇精

圣济总录

众妙仙方

李氏医鉴

医方丛话

医方约说

医方便览

乾坤生意

悬袖便方

救急易方

程氏释方

集古良方

摄生总论

辨症良方

活人心法（朱权）

卫生家宝方

寿世简便集

医方大成论

医方考绳愆

鸡峰普济方

饲鹤亭集方

临症经验方

思济堂方书

济世碎金方

揣摩有得集

亟斋急应奇方

乾坤生意秘韫

简易普济良方

内外验方秘传

名方类证医书大全

新编南北经验医方大成

临证综合

医级

医悟

丹台玉案

玉机辨症

古今医诗

本草权度

弄丸心法

医林绳墨

医学碎金

医学粹精

医宗备要

医宗宝镜

医宗撮精

医经小学

医垒元戎

医家四要

证治要义

松厓医径

扁鹊心书

素仙简要

慎斋遗书

折肱漫录

丹溪心法附余